Máster Universitario de Análiis y Gestión de emergncias y Catástrofes

"EVALUACIÓN DE CONOCIMIENTO DEL PERSONAL DE ENFERMERÍA DEL SERVICIO DE URGENCIAS SOBRE EL TRIAGE EN INCIDENTES DE MULTIPLES VICTIMAS"

"EVALUATION OF KNOWLEDGE OF NURSING STAFF OF EMERGENCY SERVICE ON TRIAGE MASS CASUALTY INCIDENTS (MCI)"

Autora: Noelia Rilo Arango

ÍNDICE

TRABAJO FIN DE MÁSTER

TITULO DEL TRABAJO:

**"EVALUACIÓN DE CONOCIMIENTO DEL PERSONAL DE ENFERMERÍA
DEL SERVICIO DE URGENCIAS SOBRE EL TRIAGE EN INCIDENTES
DE MULTIPLES VICTIMAS"**

I.RESUMEN

INTRODUCCIÓN

En los incidentes de múltiples víctimas (IMVs), el triaje es uno de los puntos de la cadena asistencial que determina en gran medida los resultados finales en cuanto a asistencia sanitaria, organización y disminución de la tasa de mortalidad crítica.

Su aplicación vendrá marcada por el conocimiento del personal sanitario sobre el triage para realizar una adecuada clasificación de los pacientes, su urgencia y los recursos materiales y humanos disponibles en el lugar donde se realiza.

Nuestra finalidad es evaluar el conocimiento del personal de enfermería del servicio de urgencias sobre el triaje extrahospitalarioen IMVs para conseguir una adecuada calidad asistencial.

METODOLOGIA

Estudio descriptivo, transversal. Los sujetos a estudio fueron enfermeros/as que trabajan en servicio de urgencias en el Hospital Central de Asturias (HUCA).

A través de entrevista personal se les facilitaron los cuestionarios para realizar de forma autoaplicada sobre datos de carácter sociodemográfico y los cuestionarios de evaluación. La participación en el estudio fue voluntaria y la recogida de datos se llevará a cabo durante los meses de febrero a Abril de 2017.

Para el análisis de los datos se utilizara el programa estadístico Statistical Package for the Social Science (SPSS) versión 22.0.

<u>CONCLUSIONES</u>

Un 76,2% de personal de enfermería en el servicio de urgencias tiene un alto nivel de conocimiento de IMVs.
Un 69,83% tienen niveles altos de Formación sobre IMVs.

<u>PALABRAS CLAVE</u>

"DESASTRE; ENFERMERIA; AYUDA DE EMERGENCIA; TRIAGE".

WORK TITLE:

<u>"EVALUATION OF KNOWLEDGE OF NURSING STAFF OF EMERGENCY SERVICE ON TRIAGE MASS CASUALTY INCIDENTS (MCI)"</u>

SUMMARY

<u>INTRODUCTION</u>
In case of multi-victim incidents (IMVs), triage is one of the points in the care chain that largely determines the final results in terms of health care, organization and reduction of the critical mortality rate.

Its application will be marked by the knowledge of the health personnel about the triage for the adequacy between the number of patients to be classified, their urgency and the material and human resources available in the place where it is performed.

Our purpose is to evaluate the knowledge of the nursing staff of the emergency department on hospital and outpatient triage to achieve an adequate quality of care.

<u>METHODOLOGY</u>
Descriptive, cross-sectional study. The subjects under study were working nurses In emergency department at the Central Hospital of Asturias (HUCA).

Through a personal interview they were given the questionnaires to perform Self-report on sociodemographic data and evaluation questionnaires.

Participation in the study was voluntary and the data collection will be carried out during the months of February to April 2017.

Statistical Package for Social Science (SPSS) version 22.0 will be used for the analysis of the data.

<u>CONCLUSIONS</u>

76.2% of nurses in the emergency department have a high level of knowledge of IMVs.

69.83% have high levels of training on IMVs.

<u>KEYWORDS</u>

"DISASTER; NURSING; EMERGENCY AID; TRIAGE".

III.INTRODUCCION

i. Triaje

El triaje consiste en clasificar heridos según su gravedad, pronostico vital y de acuerdo al plazo terapéutico. Este concepto es aplicado a las urgencias como la valoración inicial que clasifica a los pacientes en base a su gravedad antes de una valoración diagnostica y terapéutica final.[1, 2]

Se entiende por triaje "Proceso de categorización basado en la urgencia de sus lesiones y la posibilidad de supervivencia", la victimas más grave tiene prioridad.[1, 2]

Esta clasificación es importante, en situaciones especiales como los IMVs donde las necesidades de asistencia sobrepasan los recursos disponibles y permite asignar una prioridad a los heridos para su asistencia, estabilización si es posible, y evacuación al centro más adecuado en caso de ser necesario.[2, 3]

"El Triage o triaje es un neologismo que proviene de la palabra francesa "Trier" que se define como escoger, separar o clasificar". Este término no ha sido aprobado aún por la Real Academia de la lengua Española (RAE) pero dado que en nuestra lengua las palabras terminadas en –aje- se escriben con "j", utilizamos esta versión.[3]

Este término nació en el mundo militar, concretamente fue un prestigioso médico cirujano del ejercito de Napoleón, Dominique-Jean Larrea (1766-1842), quien lo diseño para mejorar y agilizar el trato a los heridos en el campo de batalla. Se dio cuenta de que para conseguir una mayor supervivencia de sus soldados debía evacuar y atender primero a los que estaban más gravemente heridos, demorando la atención de los que podían esperar.[3, 4, 5, 6]

Durante la primera guerra mundial, se reintrodujo este concepto y se establecieron unos puestos donde se recibía a los pacientes, se clasificaban en función de la naturaleza y gravedad de sus lesiones y se evacuaban al lugar más adecuado para su atención. [5, 6]

En la segunda guerra mundial, se avanzó en este campo y en los puestos de triaje se decidía que heridos eran atendidos en el propio campo de batalla y cuales había que derivar a niveles de atención más avanzados. [6,7]

Más adelante, en las guerras de Corea y Vietnam se mejoró el sistema de triaje, consiguiendo un gran aumento de la supervivencia. [6,7]

Posteriormente, se comenzó a aplicar a desastres que afectaban a la población civil y se introdujo en los servicios de urgencias hospitalarias. [6,7]

A partir de los años 60, en los servicios de urgencias hospitalarias de Estados Unidos, se desarrollaron diversas escalas de tres niveles (emergente, urgente y no emergente). Ninguna de ellas ha demostrado suficiente validez, fiabilidad y reproductividad por lo que fueron casi todas sustituidas, a partir de los años 90, por nuevas escalas de cinco niveles que son aplicadas en modelos del denominado triaje estructurado. [8]

Actualmente, los servicios de urgencias en España vienen padeciendo un aumento progresivo de la demanda, de tal forma que ha aumentado de 18 millones de urgencias en 1997 a 26,2 millones en 2007, lo que dificulta la atención rápida y eficaz que se les exige. Esto se debe a una elevada utilización de los servicios de urgencias para la atención de situaciones no urgentes y patologías banales, según estudios hasta el 70%, lo que crea demoras en la asistencia de pacientes graves además de generar consecuencias negativas para el conjunto del centro sanitario, incluyendo también el incremento de costes asistenciales. [9]

El triaje puede clasificarse en *triaje* básico (TB) y *triaje* avanzado (TA). [10, 25]
El TB es la clasificación inicial de las víctimas según su gravedad y pronóstico vital para ser rescatadas desde el área del incidente y trasladadas al puesto médico avanzado.

El TA se define como la clasificación de las víctimas, según su gravedad y pronóstico vital, para ser estabilizadas en el puesto médico avanzado y para ser evacuadas a centros sanitarios. Sirve para distinguir a las víctimas críticas que precisan de estabilización inmediata en el lugar del incidente.

La clasificación de víctimas que lleva cada uno de los diferentes sistemas de triaje se expresan de manera internacionalmente aceptada mediante un código de colores. Cada uno de los colores que se pueden asignar a una víctima identifica una prioridad concreta en la asistencia o evacuación. [10-12]

• Color rojo: Prioridad 1, urgencia absoluta, es la más alta prioridad de tratamiento y/o evacuación, pacientes graves o críticos, potencialmente recuperables.
• Color amarillo: Prioridad 2, urgencia relativa, la asistencia puede demorarse unas horas ya que las víctimas poseen un plazo terapéutico mayor.
• Color verde: Prioridad 3, pacientes leves, demorables.
• Color negro: Fallecidos o urgencias sobrepasadas.

Los colores deben ser visibles, bien con tarjetas o bien coloreando la frente o zonas visibles de estas con rotuladores (según los recursos materiales disponibles). [1,12, 25]

Un sistema de triaje estructurado es una medida fundamental para fomentar la calidad del servicio, mejorando la asistencia al paciente y distribuyendo los recursos disponibles.

Las clasificaciones más utilizada se basan en métodos funcionales o fisiológicos, métodos lesiónales o anatómicos, o métodos mixtos.[13]

1. Métodos funcionales o fisiológicos: se basan en la información aportada por las variables fisiológicas o signos vitales, por ejemplo presión arterial, frecuencia respiratoria, etc. Los más utilizados son:

a. Escala del coma de Glasgow (GCS).
b. Revised Trauma Score (RTS).
c. Simple Triage and Rapid Treatment (START).
d. Trauma Score (TS).
e. Pediatric Trauma Score (PTS).
f. Triage Sort.
g. Triage Sieve.
h. Triage SHORT.
i. Triage CareFlight.
j. Método rápido de clasificación en catástrofes (MRCC).

2. Métodos lesiónales o anatómicos: se basan en el tipo de lesiones- patología que presenta la víctima. En este grupo se encuentran los siguientes:

a. Injury Severity Score (ISS).
b. Penetrating and Blunt Trauma Code (PBEL).
c. Escala de lesion organic (Organ Injury Scale).

3. Métodos mixtos: se basan tanto en la información aportada por el estado de las constantes vitales como por la naturaleza y gravedad de las lesiones que presenta la víctima. Ejemplos de estos métodos mixtos son los siguientes:

a. CRAMS.
b. Escala de Lindsey.
c. Trauma Index.
d. Prehospital Index (PI).

ii. Incidentes Múltiples Victimas

La OMS lo define como "evento que genera más pacientes simultáneos que los que se puede manejar con los recursos locales disponibles utilizando procedimientos rutinarios."[14]

Los Incidentes de Múltiples victimas (IMVs) son una situación de emergencia que altera el orden habitual de las cosas pero cuyos efectos si pueden ser absorbidos por la capacidad de respuesta de la comunidad.[15] Se define como cualquier emergencia sanitaria con más de una víctima potencial.[16]

El sistema sanitario es el encargado de prestar asistencia médica ante cualquier fase del proceso de enfermedad, antes de su aparición, durante el transcurso de la misma o durante la fase de rehabilitación, así como en el caso de las emergencias extrahospitalarias y por supuesto de IMVs.[16, 17]

Debido a su frecuencia e impacto constituyen actualmente un importante problema de salud pública, que precisa de una respuesta rápida y eficiente para disminuir sus consecuencias a corto, medio y largo plazo. La magnitud y trascendencia de los efectos de los IMV han generado la necesidad de trazar instrumentos que permitan una recolección adecuada de los datos, de manera que su análisis e interpretación permita conocer las mejoras en materia de prevención, respuesta sanitaria y rehabilitación.[17]

A lo largo del proceso de priorización de las víctimas se aplican una serie de métodos de triaje con un aumento progresivo en su complejidad y sensibilidad de tal forma que según el punto en el que nos encontremos de la cadena asistencial aplicaremos un método de triaje básico o un método de triaje avanzado.[14, 18, 19]

Su etiología puede ser:

Accidentes de origen tecnológico: industria, transito, etc.
Accidentes de origen natural: inundaciones, incendios forestales, etc.

En nuestro medio los IMVs más frecuentes son los accidentes en tránsito y de industria, en cuanto a los desastres naturales más frecuentes son las inundaciones y los incendios.[18-20]
El Procedimiento de actuación del SAMU-Asturias para IMVs contempla la activación del mismo a partir de 4 afectados. [22]

Existen varios tipos de clasificación de los pacientes en caso de IMVs: [22, 23]

Alta prioridad o extrema urgencia: enfermos graves e inestables.
Tienen prioridad y se identifican generalmente con etiquetas de color rojo. Se incluyen pacientes con fracaso de vía aérea o insuficiencia respiratoria, parada cardiorespiratorio presenciada y shock.

Media prioridad o 2ª urgencia: víctimas graves pero estables. Se identifican con etiquetas amarillas y se incluyen pacientes que pueden esperar sin tratamiento un máximo de 4 horas. Se incluyen pacientes con lesiones espinales, heridas en tejidos blandos, heridas oculares, heridas maxilofaciales, quemaduras menores...etc.

Baja prioridad o 3ª urgencia: heridos leves. Se identifican con el color verde. La asistencia se puede demorar más de 6 horas. Víctimas que presentan heridas leves, fracturas leves y lesiones con plazo operatorio de 24 horas.

Sin prioridad: se identifican con etiquetas de color negro o gris. Son los fallecidos en el momento de la clasificación o en situación agónica irreversible

Son muchos elementos a tener en cuenta a la hora de gestionar la asistencia sanitaria de forma correcta ante un incidente con múltiples víctimas (IMV) y, la clasificación de los heridos, la evacuación y el plazo terapéutico es uno de los más importantes.[23, 24]

Algunas características de los IMV son:

• Aparición súbita.
• Daños personales que implican la participación de los sistemas sanitarios.
• Daños materiales (bomberos, ingenieros, químicos,…).
• Insuficientes recursos materiales. [24]

Actualmente, se ha descrito el modelo extrahospitalario de *triaje avanzado* (META®) con el objetivo de ser un modelo sencillo y aplicable al sistema de respuesta ante IMVs en nuestro país. (Fig. 1.) [24, 25]

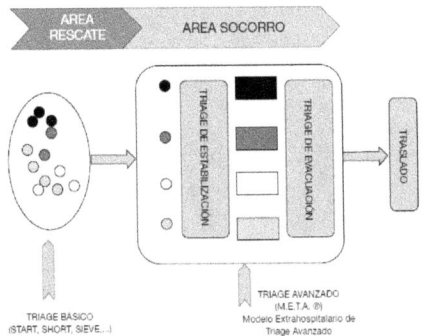

Figura 1. Modelo de triaje básico y avanzado.

Fases del modelo extrahospitalario de *triaje* avanzado (META); [24-26]

Triaje de estabilización: valoración primaria del paciente traumatizado. Determinará el compromiso actual o potencial de la vía aérea, de los pacientes y serán clasificados como rojos, el resto serán clasificados como verdes.

Identificación del paciente con criterios de valoración quirúrgica urgente. Estabilización y valoración de las lesiones.

Triaje de evacuación:

A. Primera prioridad. Pacientes rojos con prioridad quirúrgica que no hayan sido evacuados previamente.

B. Segunda prioridad. Pacientes clasificados como rojos con lesión grave o inestabilidad hemodinámica o respiratoria.

Posteriormente serían evacuados los pacientes en ese orden y a continuación los pacientes con problema resuelto en el ABC a criterio médico.

iii. Justificación

Ante un IMVs una de las principales funciones es identificar a los pacientes graves y/o urgentes y priorizar la atención de los mismos en función del nivel de clasificación.

La persona encargada de realizar el triaje en IMVs ha de conocer en profundidad el sistema de triaje que se utiliza además de poseer unas cualidades, como habilidad comunicativa, capacidad organizativa y toma de decisiones en situaciones complejas.

Según las recomendaciones nacionales e internacionales, actualmente, en la mayoría de los modelos de triaje, la responsabilidad de realizar el triaje corresponde al personal de enfermería. Esta responsabilidad se apoya en el hecho de que la clasificación se basa en la evaluación de síntomas y signos de los heridos. Sin embargo, algunos estudios sugieren que el apoyo médico al triaje enfermero, aumentaría la eficacia.

La coordinación de los IMV supone un reto para los servicios de emergencias dada la complejidad para la atención adecuada de las víctimas debido a que son eventos que ocurren de forma imprevisible y explosiva.

Por lo que nos planteamos si el conocimiento y las habilidades del personal de enfermería en el servicio de urgencias del Hospital Central de Asturias es el adecuado para poder clasificar a los heridos según su gravedad y/o pronostico vital y disminuir la tasa de mortalidad en IMVs. El conocimiento adecuado de los modelos de triaje proporcionara además una mayor organización, la racionalización de los recursos disponibles y disminuyendo la tasa de mortalidad critica.[4, 11, 19]

IV.HIPOTESIS

Hipótesis Nula (H_0)

✓ Los enfermeros/a del servicio de urgencias del Hospital Central de Asturias tienen un nivel de conocimiento necesario para actuar de forma adecuada ante un incidente de múltiples víctimas.

Hipótesis alternativa (H_1)

✓ Los enfermeros/a del servicio de urgencias del Hospital Central de Asturias no tienen un nivel de conocimiento adecuado para actuar ante un incidente de múltiples víctimas.

V.OBJETIVOS

Objetivo General:

✓ Analizar el conocimiento del personal de enfermería del servicio de urgencias del Hospital Central de Asturias (HUCA) sobre el triaje en incidentes de múltiples victimas.

Objetivos secundarios:

✓ Evaluar si las variables sociodemográficas influyen en el conocimiento de actuación del personal de enfermería de servicio de urgencias del Hospital Central de Asturias (HUCA).

✓ Evaluar la formación en materia de incidentes de múltiples victimas y triaje hospitalario y extrahospitalario del personal de enfermería el servicio de urgencias del Hospital Central de Asturias (HUCA).

VI.MATERIAL Y METODOS

i.Diseño del estudio

Proyecto de Investigación. Se llevara a cabo un estudio descriptivo, analítico, transversal.

ii.Participantes

Los sujetos a estudio serán enfermeros/as que trabajan en servicio de urgencias en el Hospital Central de Asturias (HUCA).

- **Criterios de inclusión y exclusión**
  - o Inclusión:
    - Ser enfermero/a del servicio de urgencias de Hospital Central de Asturias (HUCA).
    - Complementar al menos el 80% de los cuestionarios entregados.
  - o Exclusión
    - No pertenecer al servicio de urgencias del Hospital Central de Asturias (HUCA).
    - No voluntariedad a responder el cuestionario.
    - No serán válidas las encuestas con una cumplimentación menor del 80%.

iii. Variables

- **Variables sociodemográficas:**

Edad: variable cuantitativa politómica ordinal.

Sexo: variable cuantitativa dicotómica ordinal categorizada en:

  - o Hombre
  - o Mujer

Años de experiencia en el servicio de urgencias: variable cuantitativa discreta (en años).

Antigüedad en el servicio de urgencias: variable cuantitativa continúa (en años).

Situación laboral: variable cuantitativa politómica ordinal categorizada como:

  1. Plaza en propiedad
  2. Interinidad
  3. Eventual

- **Variables de medida:**

Formación: se categorizará como:

Variable cuantitativa, según la puntuación total obtenida al sumar las puntuaciones de la totalidad de los ítems de las preguntas 1-14.

Puntuación Baja =< 39

Puntuación Alta => 40

Máxima puntuación 70

Conocimiento y Habilidades: se categorizará como:

Variable cuantitativa, según la puntuación total obtenida al sumar las puntuaciones de la totalidad de los ítems de las preguntas 15-18.

Puntuación Baja =< 9

Puntuación Alta => 10

Máxima puntuación 20

Ética: se categorizará como:

Variable cuantitativa, según la puntuación total obtenida al sumar las puntuaciones de la totalidad de los ítems de las preguntas 19-22.

Puntuación Baja < 9

Puntuación Alta => 10

Máxima puntuación 20

Nivel de conocimiento: se categorizará como:

Variable cuantitativa, según la puntuación total obtenida al sumar las puntuaciones de la totalidad de los ítems.

Puntuación Baja =< 60

Puntuación Alta => 61

Máxima puntuación 110

iv.Instrumentos

- **Hoja de Recogida de datos**

Este cuestionario (Anexo i) recoge las variables sociodemograficas más utilizadas en estudios previos y por ello permitirá obtener información relevante para evaluar si influyen en la variable a estudio.

- Cuestionario de variables de medida

Este cuestionario (Anexo ii) recoge las variables de medida que vamos a utilizar.

Para facilitar la comprensión y la evaluación del cuestionario se trata de una escala tipo Likert de 22 ítems. Las respuestas oscilan entre cinco opciones, teniendo en cuenta que: 1 (no estoy de acuerdo en absoluto) y 5 (estoy de acuerdo totalmente).

La escala divide la encuesta en tres dimensiones.

1. Formación:

Se sustenta en la necesidad descrita por la legislación española en materia de autoprotección, además de las recomendaciones formativas de la OMS.

2. Conocimiento y Habilidades:

Explora el conocimiento del personal acerca de su entorno de trabajo, vías de evacuación y recursos disponibles.

3.Ética:

Conocer el sobreesfuerzo laboral en situación de crisis.

v. Procedimiento

En primer lugar se solicitaran todos los permisos necesarios para la realización del estudio y son los siguientes:

- Solicitud al Comité Ético de Investigación Regional del Principado de Asturias (En el Anexo v se presenta el informe favorable del Comité de Ética).
- Solicitud de Dirección de Enfermería de SESPA.

Una vez adquiridos los permisos comenzaran a la entrega de la hoja de recogida de datos y de los cuestionarios. El investigador será el encargado de recoger los cuestionarios y aclarar las dudas que se presenten.

vi.Plan de análisis

Para el análisis de los datos se utilizara el programa estadístico Statistical Package for the Social Science (SPSS) versión 22.0.

Para estudiar las variables sociodemograficas y de medida así como la influencia de estas variables en cada una de las dimensiones, se utilizaran diferentes pruebas como Chi-cuadrado; r-Pearson; U-de Mann Whithey y Anova en función de la categorización de las variables.

vii. Limitaciones

La limitación más importante a sido la fidelidad y veracidad de los datos, por tratarse de un trabajo con un componente subjetivo importante.

Sesgo de no respuesta o efecto del voluntario. El grado de interés o motivación que pueda tener el profesional que participa voluntariamente en una investigación.

Otra limitación la constituye el tamaño de la muestra, por poca participación del personal.

Por último debemos señalar, que puede darse un sesgo de confusión debido a errores o malas interpretaciones del cuestionario.

VII.RESULTADOS

i. Resultados descriptivos

De los 103 enfermeros que trabajan en el servicio de urgencias de Hospital Central de Asturias 63 participaron en nuestro estudio para evaluar en los conocimientos sobre IMVs. La tasa de respuesta fue alta con un 64,89% en todas las variables a estudio.

En las posteriores tablas se presentan los estadísticos descriptivos obtenidos para cada una de las variables sociodemográficas estudiadas.

o Variables sociodemográficas:

Sexo:

Esta variable ha sido cumplimentada por 63 profesionales encuestados. Siendo el 36,5% hombres y el 63,5% mujeres.

Edad:

La edad media fue de 38,08 años con una desviación típica de 9,347.

Antigüedad y Años de experiencia en el servicio de urgencias:

	N	Mínimo	Máximo	Media	Desviación estándar
EXPERIENCIA PROFESIONAL	51	1,00	32,00	10,8751	8,72939
ANTIGUEDAD SERVICIO	61	,10	19,30	4,3774	4,65839
N válido (por lista)	51				

Tabla 1. Años de experiencia y antiguedad en el servicio

Situación laboral:

El 30,2% de los profesionales sanitarios tiene plaza fija, un 33,3% plaza de interinidad mientras que un 36,5% es eventual.

Turno de Trabajo:

El 49,21% de los encuestados tiene un turno de trabajo rotatorio.

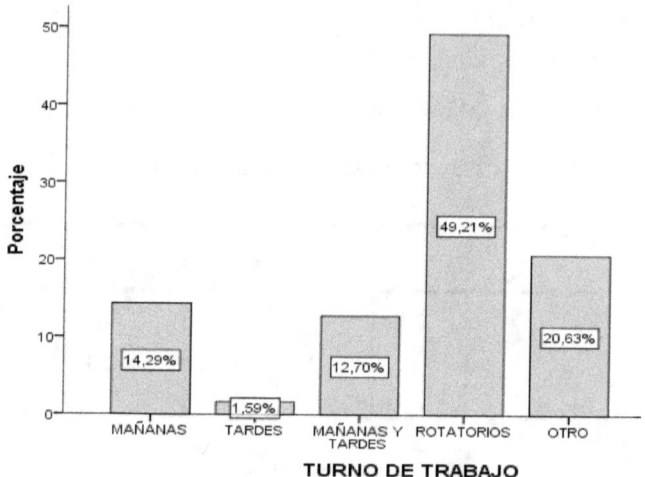

Gráfico 1. Turno de Trabajo

○ **Variables de medida:**

Niveles de conocimiento:

De los 63 profesionales encuestados en el servicio de urgencias un 23,8% tienen bajo nivel de conocimiento sobre los IMVs mientras un 76,2% tiene un alto nivel de conocimiento de IMVs.

Formación:

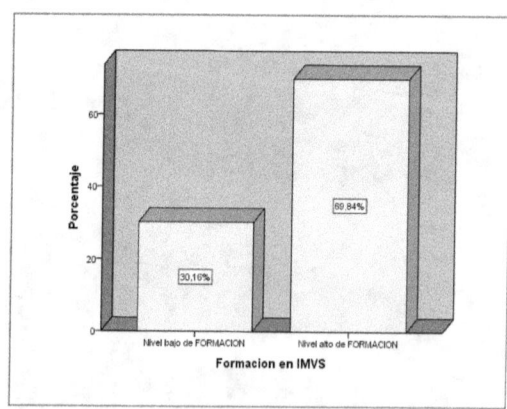

Gráfico 2. Formación en IMVs

Habilidades Técnicas:

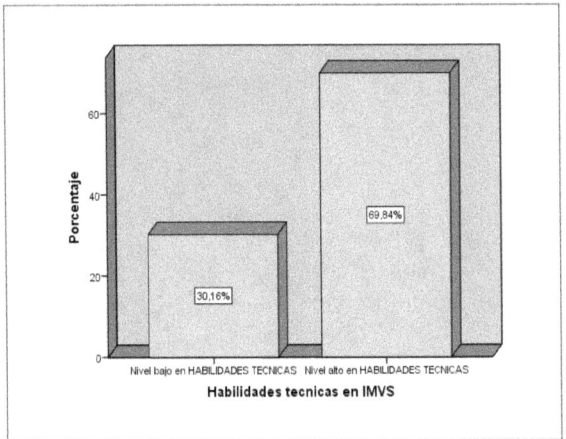

Gráfico 3. Habilidades Técnicas

Ética:

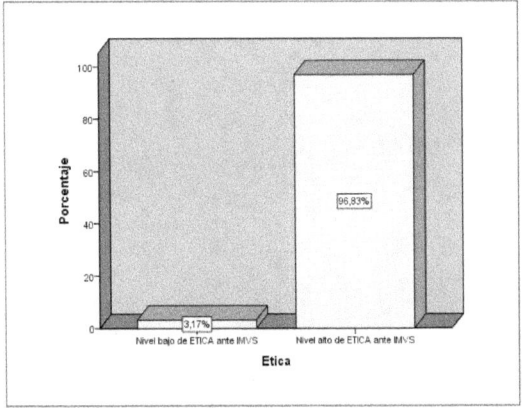

Gráfico 4. Ética

PREGUNTA 1. He recibido formación en relación a una correcta categorización y clasificación de heridos.

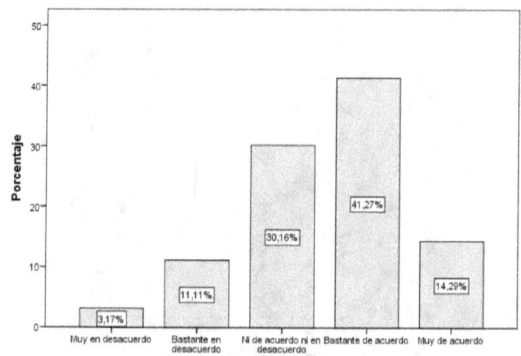

Gráfico 5. PREGUNTA 1

PREGUNTA 2. Conozco el sistema de triaje en incidente de múltiples víctimas (IMVs) que se expresa internacionalmente mediante un código de colores.

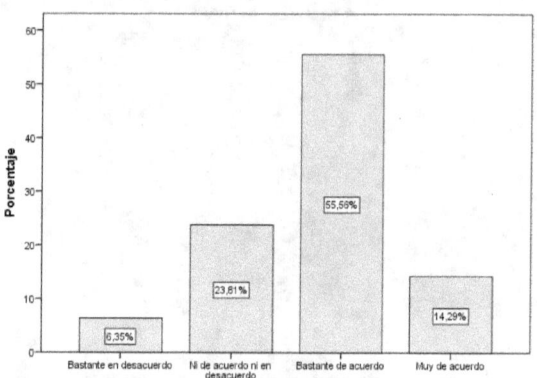

Gráfico 6. PREGUNTA 2

PREGUNTA 3. He recibido formación en relación al triaje hospitalario y extrahospitalario en IMVs.

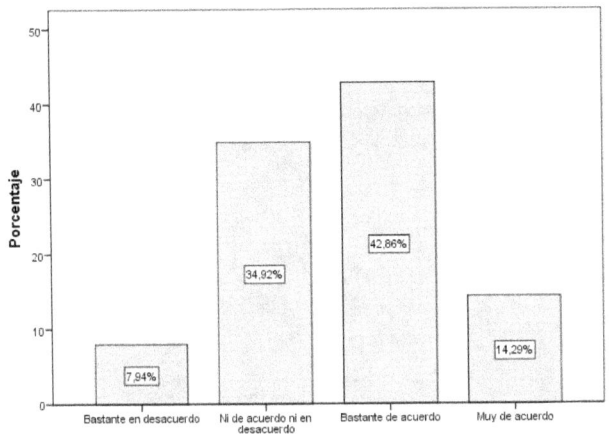

Gráfico 7. PREGUNTA 3

PREGUNTA 4. Tengo formación en relación a los Incidentes de múltiples victimas.

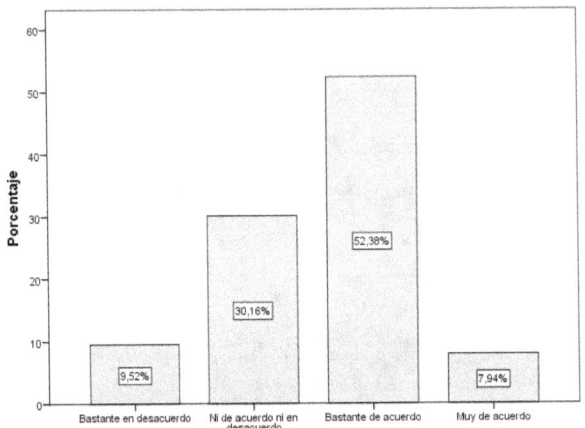

Gráfico 8. PREGUNTA 4

PREGUNTA 5. Considero que poseo conocimientos y habilidades necesarias para actuar de manera adecuada en caso de un IMVs.

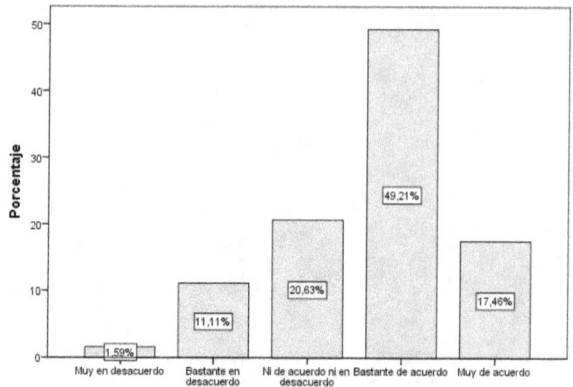

Considero que poseo conocimientos y habilidades necesarias para actuar de manera adecuada en caso de un IMVs.

Gráfico 9. PREGUNTA 5

PREGUNTA 6. Tengo las habilidades necesarias para realizar una correcta asistencia sanitaria distribuyendo los recursos disponibles.

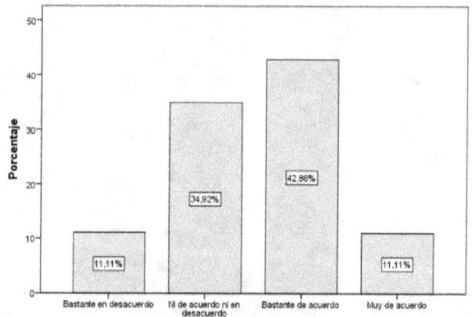

Tengo las habilidades necesarias para realizar una correcta asistencia sanitaria distribuyendo los recursos disponibles.

Gráfico 10. PREGUNTA 6

PREGUNTA 7. Conozco el sistema de triage en IMVs que se aplica en el sistema de triage manchester.

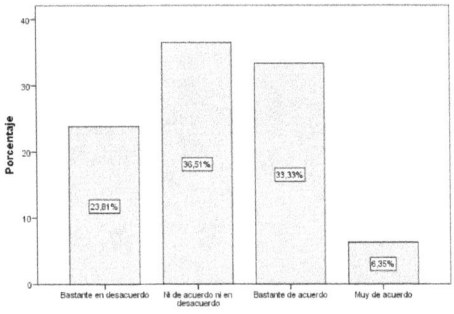

Conozco el sistema de triage en IMVs que se aplica en el sistema de triage manchester

Gráfico 11. PREGUNTA 7

PREGUNTA 8. Considero adecuado el sistema de triage en IMVs que se aplica en el sistema de triage manchester.

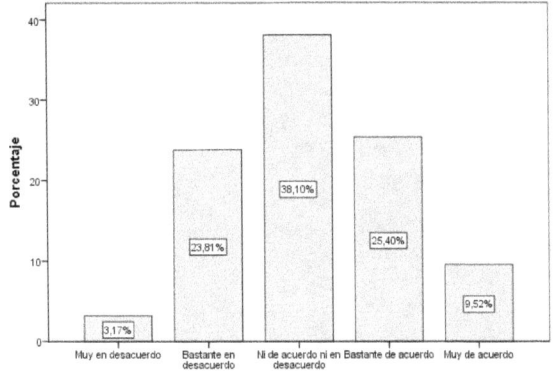

Considero adecuado el sistema de triage en IMVs que se aplica en el sistema de triage manchester

Gráfico 12. PREGUNTA 8

PREGUNTA 9. Estoy de acuerdo en que todos los pacientes que caminan deben ser clasificados inicialmente como leves (verdes) a su llegada al servicio de urgencias hospitalatio.

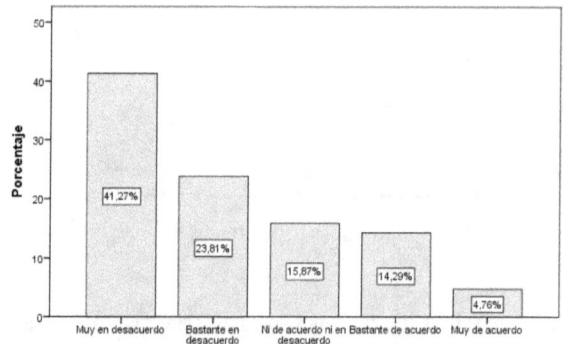

Gráfico 13. PREGUNTA 9

PREGUNTA 10. Conozco el modelo extrahospitalario de triaje avanzado (META).

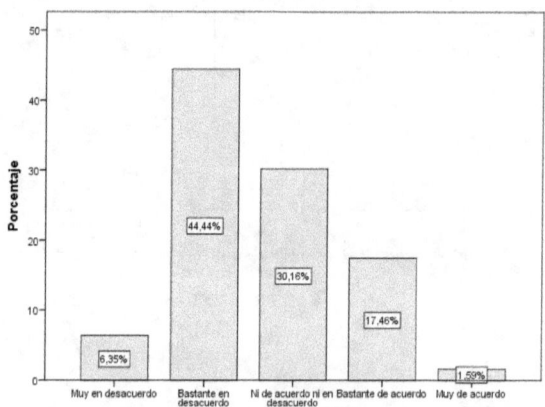

Gráfico 14. PREGUNTA 10

PREGUNTA 11. Considero que poseo los conocimientos necesarios para la aplicación META.

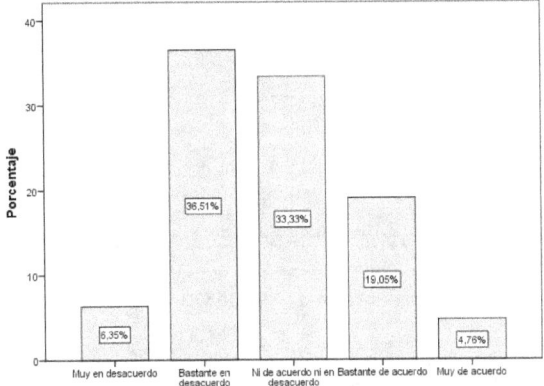

Considero que poseo los conocimientos necesarios para la aplicación META.

Gráfico 15. PREGUNTA 11

PREGUNTA 12. Tengo habilidades para realizar el triaje en IMVs en las aéreas asistenciales basadas en el META.

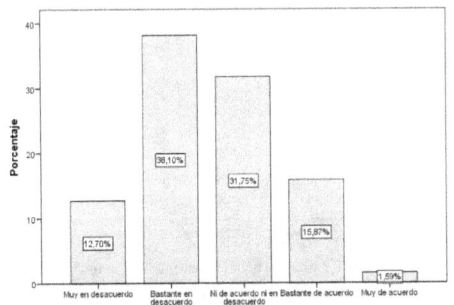

Tengo habilidades para realizar el triaje en IMVs en las aéreas asistenciales basadas en el META

Gráfico 16. PREGUNTA 12

PREGUNTA 13. Conozco las cuatro fases o pasos en los que se basa META.

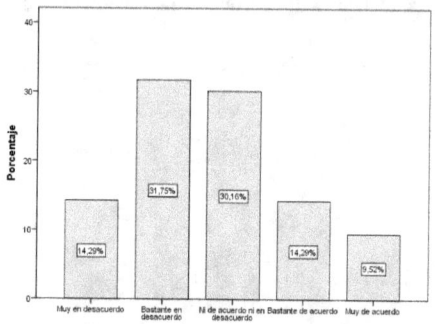

Conozco las cuatro fases o pasos en los que se basa META

Gráfico 17. PREGUNTA 13

PREGUNTA 14. Conozco el plan de emergencias sanitario.

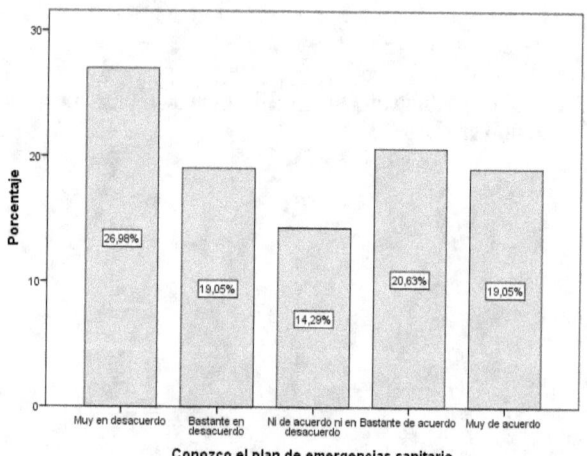

Conozco el plan de emergencias sanitario

Gráfico 18. PREGUNTA 14

PREGUNTA15. Creo que podría desempeñar una función de liderazgo ante un IMVs.

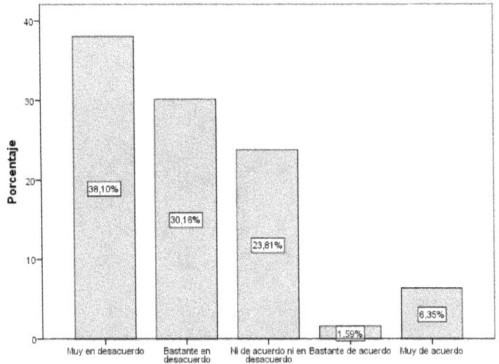

Creo que podría desempeñar una función de liderazgo ante un IMVs.

Gráfico 19. PREGUNTA 15

PREGUNTA 16. Me siento capaz de realizar una clasificación correcta de los heridos.

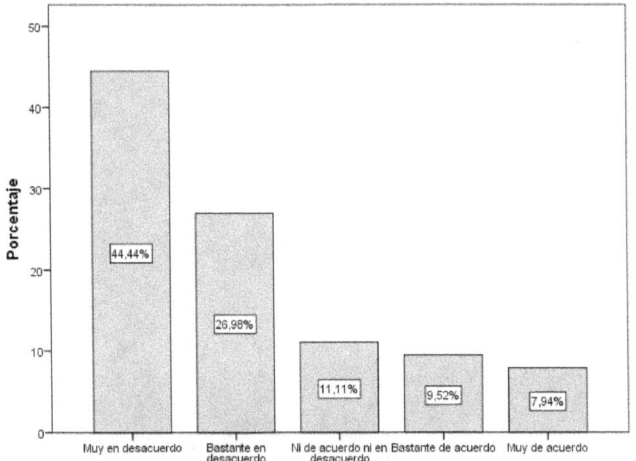

Me siento capaz de realizar una clasificación correcta de los heridos.

Gráfico 20. PREGUNTA 16

PREGUNTA 17. Podría realizar una correcta distribución de los recursos disponibles.

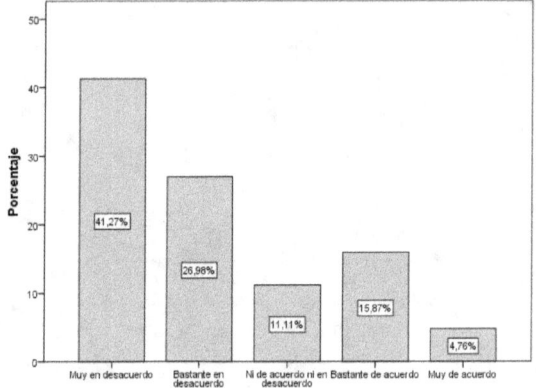

Podría realizar una correcta distribución de los recursos disponibles.

Gráfico 21. PREGUNTA 17

PREGUNTA 18. Considero que puedo realizar una correcta asistencia con los recursos limitados.

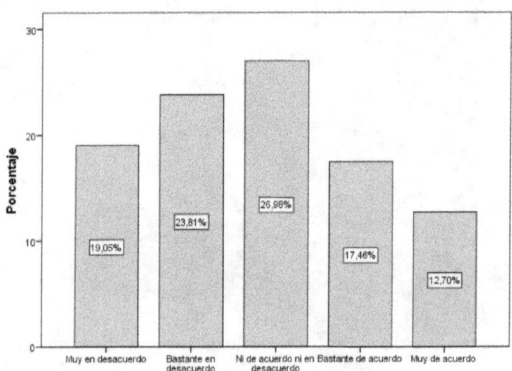

Considero que puedo realizar una correcta asistencia con los recursos limitados.

Gráfico 22. PREGUNTA 18

PREGUNTA 19. Prolongaría mi jornada laboral sin límite ante un IMVs.

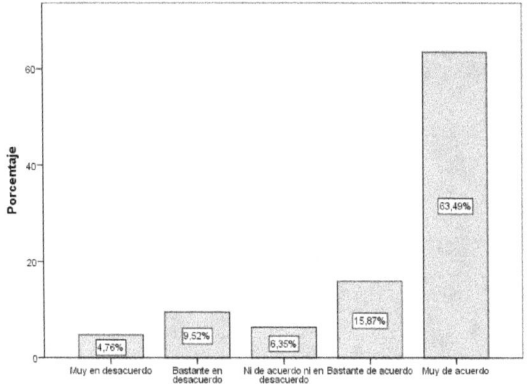

Prolongaria mi jornada laboral sin limite ante un IMVs.

Gráfico 23. PREGUNTA 19

PREGUNTA 20. Me preocupa no realizar una correcta clasificación inicial de los heridos.

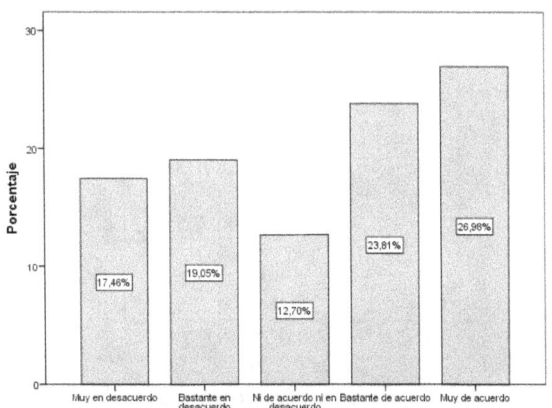

Me preocupa no realizar una correcta clasificación inicial de los heridos.

Gráfico 24. PREGUNTA 20

PREGUNTA 21. Conseguiría mantener la calma en un IMVs.

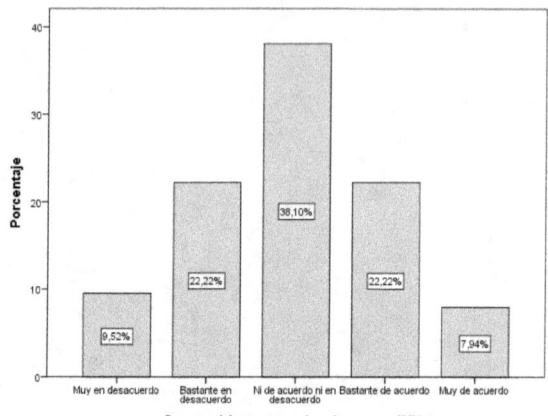

Conseguiría mantener la calma en un IMVs

Gráfico 25. PREGUNTA 21

PREGUNTA 22. Me considero capaz para poder participar de forma activa en el triaje en IMVs.

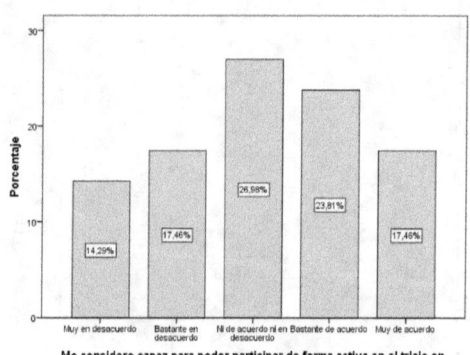

Me considero capaz para poder participar de forma activa en el triaje en IMVs.

Gráfico 26. PREGUNTA 22

ii. Resultados comparativos

Para estudiar la relacion entre los niveles de conocimiento y las variables sociodemográficas, así como para estudiar la influencia de estas variables en cada una de las dimensiones se utilizaron diferentes pruebas como Chi-cuadrado; r-Pearson ; U-de Mann Whithey y Anova en función de la categorización de la variable.

Sexo y Niveles de conocimiento:

Para obtener si existe relación entre niveles de conocimiento y sexo se realizó la prueba de la Chi-cuadrado y no se encontró significación estadística (p=0,12).

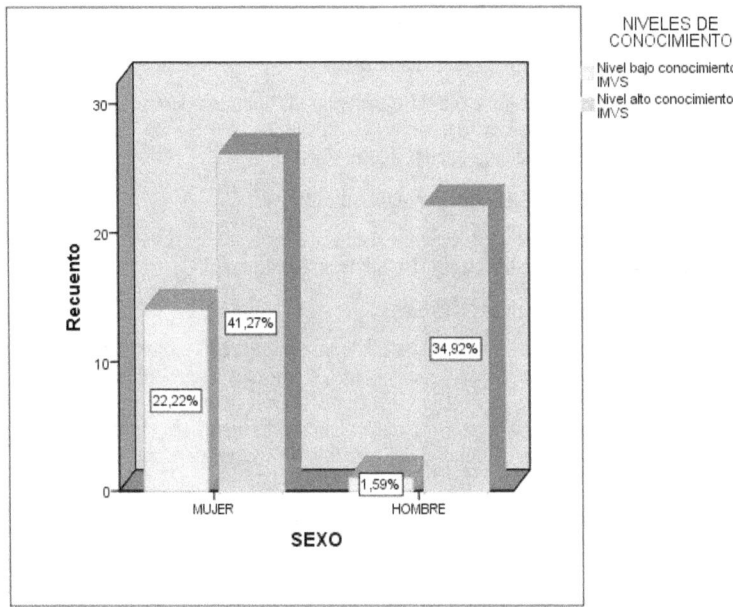

Gráfico 27. Sexo y Niveles de conocimiento

Edad y Niveles de conocimiento:

Posteriormente, comparamos la variable Niveles de conocimiento y edad para ver si existe relación y se ha realizado un Anova y hay significación por debajo de p<0,05. Es estadísticamente significativo (p= 0,004). El nivel de conocimiento sobre IMVs se relaciona a mayor edad, por lo que se puede concluir, que el personal de enfermería más experimentado tiene mayor conocimiento sobre IMVs.

	Suma de cuadrados	Media cuadrática	F	Sig.
Entre grupos	7,645	,283	2,620	,004
Dentro de grupos	3,783	,108		
Total	11,429			

Tabla 2. Edad y Niveles de conocimiento

Experiencia profesional y Niveles de conocimiento:

No existe relación entre la experiencia profesional y el nivel de conocimiento en IMVs de los profesionales sanitarios del servicio de urgencias. No hay un nivel de significación estadística por debajo de p<0,05 (p= 0,446).

Antigüedad en el servicio y Niveles de conocimiento:

Se lleva a cabo un Anova para observar si existe relación entre estas variables y no hay un nivel de significación estadística por debajo de p<0,05 (p= 0,171).

Situación laboral y Niveles de conocimiento:

Para obtener si existe relación entre niveles de conocimiento y Situación laboral se realizó la prueba de la Chi-cuadrado y se encontró significación estadística (p=0,00).El personal de enfermería con plaza fija o vacante se relaciona con mayor nivel de conocimiento sobre IMVs, que el personal eventual. El nivel de significación nos permite observar que la situación laboral del personal influye en su formación.

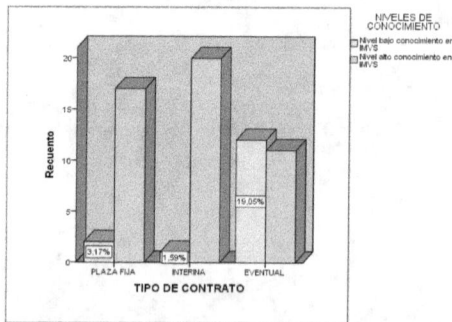

Gráfico 28. Situacion laboral y Niveles de conocimiento

Turno de trabajo y Niveles de conocimiento:

Se realizó la prueba de la Chi-cuadrado para comparar si existe relación entre estas variables y no se encontró significación estadística (p=0,870).

Niveles de conocimiento y Formación:

		NIVELES DE CONOCIMIENTO		
		Nivel bajo conocimiento en IMVS	Nivel alto conocimiento en IMVS	Total
Formacion en IMVS	Nivel bajo de FORMACION	14	5	19
	Nivel alto de FORMACION	1	43	44
Total		15	48	63

Tabla 3. Niveles de conocimiento y Formación

Niveles de conocimiento y Habilidades Técnicas:

		NIVELES DE CONOCIMIENTO		
		Nivel bajo conocimiento en IMVS	Nivel alto conocimiento en IMVS	Total
Habilidades tecnicas en IMVS	Nivel bajo en HABILIDADES TECNICAS	9	10	19
	Nivel alto en HABILIDADES TECNICAS	6	38	44
Total		15	48	63

Tabla 4. Niveles de conocimiento y Habilidades Técnicas

Niveles de conocimiento y Ética:

		NIVELES DE CONOCIMIENTO		
		Nivel bajo conocimiento en IMVS	Nivel alto conocimiento en IMVS	Total
Etica	Nivel bajo de ETICA ante IMVS	1	1	2
	Nivel alto de ETICA ante IMVS	14	47	61
Total		15	48	63

Tabla 5. Niveles de conocimiento y ética

VIII. DISCUSIÓN

En el presente estudio, se ha realizado un análisis estadístico para evaluar los conocimientos del personal sanitario del servicio de urgencias desde el 1 Enero hasta el 15 Abril del 2017.

En relación con el sexo, turno de trabajo y experiencia profesional no son estadísticamente significativas. Por lo que se concluye que no hay una influencia entre estas variables y el nivel de conocimiento del personal sanitario en urgencias. Estos resultados coinciden con multitud de estudios [27]que expresan que estas variables no influyen en la formación del personal.

Sin embargo si existe influencias en función de la edad, antigüedad en el servicio, y la situación laboral.

Con respecto a la edad (Tabla 2) se observa que existe relación entre edades más adultas y mayor nivel de conocimiento. La edad media fue de 38,08 años con una desviación típica de 9,347, coincidiendo con la literatura revisada.[27]

La variable antigüedad profesional y situación laboral (Gráfico 28) muestran una influencia en relación a un alto nivel de conocimiento sobre IMVs.

Se observó tras el análisis de resultados un 23,8% tienen bajo grado de nivel de conocimiento sobre los IMVs mientras un 76,2% tiene un alto grado de nivel de conocimiento sobre los IMVs. Los resultados obtenidos no son similares a otros estudios.[27-28]

Respecto al nivel de conocimiento en la dimensión de Formación un 69,83% tienen niveles altos de formación, en la dimensión de Habilidades Técnicas un 69,83% tienen relación con altos niveles de conocimiento así como en la dimensión de ética un 92,86%.

Cabe destacar que el 55,56% está bastante de acuerdo, en el conocimiento del sistema de triaje en IMVs que se expresa internacionalmente mediante un código de colores.

Un 52,38% del personal esta bastante de acuerdo en que ha recibido formación adecuada en relación a los IMVs.

Un 44,44% están bastante desacuerdo, en el conocimiento sobre el modelo extrahospitalario de triaje avanzado (META), y un 36,51% está en desacuerdo en poseer los conocimientos necesarios para la aplicación META.

El 26,98% del personal de enfermería del servicio de urgencias no conoce el plan de emergencias sanitario.

Un 38,10% de personal de enfermería no se ve capaz para desempeñar una función de liderazgo ante un IMVs,y el 44,44% no se siente capaz de realizar una clasificación correcta de los heridos. Un 41,27% no sería capaz de realizar una correcta distribución de los recursos disponibles.

Pero cabe destacar que el 63,49% del personal de enfermería prolongaría la jornada laboral sin límite ante un IMVs.

<u>Finalizamos destacando una clara evidencia de la necesidad de mejorar la implantación de las medidas de formación del personal y de la necesidad de proporcionar habilidades de conocimiento para mejorar la seguridad en sí mismos.</u>

IX.CONCLUSIONES

1. Un 76,2% de personal de enfermería en el servicio de urgencias tiene un alto nivel de conocimiento de IMVs.
2. Un 69,83% tienen niveles altos de Formación sobre IMVs.
3. Las variables sociodemográficas a estudio no influyen en los niveles de conocimiento, a excepción de edad, antigüedad en el servicio, y la situación laboral.

RECOMENDACIONES

Difusión del sistema de colores, el modelo extrahospitalario de triaje avanzado (META), protocolo de atención a la PCR y de las últimas modificaciones entre todos los miembros del equipo de enfermería.

Incidir en la formación sobre IMVs , en los profesionales de nueva incorporación y en el personal más joven.

Facilitar el reciclaje del personal enfocándolo hacia técnicas autodidácticas, acondicionando salas, cercanas al lugar de trabajo y con el material de apoyo necesario.

X.BIBLIOGRAFÍA

1. Soler W, Gómez Muñoz M, Bragulat E, Álvarez A. El triaje: herramienta fundamental en urgencias y emergencias. An Sist Sanit Navar.2010;33 (Supl. 1):55-68.

2. Domingo-Ribas C, Ortun-Rubio V.Urgencias hospitalarias o el colapso crónico. Arch Bronconeumol. 2006; 42 (6):257-9.

3. Sánchez Bermejo R, Cortés Fadrique C, Rincón Fraile B, Fernández Centeno E, Peña Cueva S. De las Heras Castro E.M. El triaje en urgencias en hospitales españoles. Emergencias. 2013; 25: 66-70.

4. Gómez Jiménez J. Urgencia, gravedad y complejidad: un constructo teórico de la urgencias basada en el triaje estructurado. Emergencias 2006,18: 156-164.

5. Gómez Jiménez J. Clasificación de los pacientes en los servicios de urgencias y emergencias: Hacia un modelo de triaje estructurado de urgencias y emergencias. Emergencias 2003;15 : 165-174.

6. Arcos González P. Evidencias de resultados sobre los sistemas de triaje. Prehosp. Emerg Care (ed. Esp.), 2011; vol4, núm.1: 1-2.

7. López Resendiz J, Montiel Estrada MDV, Licona Quezada R. Triage en el servicio de urgencias. Med Int Mex 2006;22:310-8.

8. Stom-Versloot MN, Ubbink DT, Kappelhof J, Luitse JS. Comparison of an informally structured triage system, the emergency severity index, and the Manchester triage system to distinguish patient priority in the emergency department. Acad Emerg Med.2011 Aug; 18(8):822-9.

9. Estadística de establecimientos sanitarios con régimen de internado 2007.Instituto de información sanitaria, Ministerio de Sanidad y Política Social 2009.

10. Christ M, Grossmann F, Winter D, Bingisser R, Platz E.Moderm Triage in the emergency department. Dtsch Arztebl Int.2010;107 (50):892-8.

11. Gómez Jiménez J., Ramón-Pardo P, Rúa Moncada C. Manual para la implementación de un sistema de triaje para los cuartos de urgencias. Washington, DC. Organización Paramericana de la Salud. Organización Mundial de la Salud. OPS/OMS.2010.

12. Jerry P., Jasmeet S., David A., Dominique B., Leo L. Bossaerte, Charles Deakinf, Rudolph W., Jonathan W., Bernd B. Guías para la Resucitación 2010 del Consejo Europeo de Resucitación (ERC).European Resuscitation Council; 2010.

13. Jiménez Guadarrama LR, Peláez Corres Mª N, Rodríguez Soler AJ, Álvarez López J.Triage avanzado. En: Rodríguez Soler AJ, Peláez Corres Mª N, Jiménez Guadarrama L.R. Manual de triage prehospitalario. Barcelona: Elsevier; 2008

14. United Nations International Strategy for Disaster Risk Reduction. Terminology on Disaster Risk Reduction (2009). Accesible en http://www.unisdr.org/eng/library/UNISDR-terminology-2009-eng.pdf.

15.Huerta Zarabozo G., Miguelez Morán K., Ramos Natal A. Descripción de bases de datos de riesgo y desastres existentes en el mundo. Curso de Especialista Universitario en Medicina de Urgencia y Emergencias 2010-2011. Universidad de Oviedo.

16. Garner A, et al. Comparative analysis of multiple casualty incident triage algorithms. Annals of Emergency Medicine. 2001;38:541-8.

17. DeBoer J. Tools for evaluating disasters: preliminary results of some hundred disasters. European Journal of Emergency Medicine 1997;4:107-10.

18. IFRC. World Disaster Report 2009. Geneve: International Federation of the Red Cross, 2010.

19. De Boer J. Tools for evaluating disasters: preliminary results of some hundred disasters. European Journal of Emergency Medicine 1997;4:107-10.

20 .De Boer J. The future of disaster medicine. International Journal of Disaster Medicine 2005;71-3.

21. Rafael C. El modelo extrahospitalario del trige avanzado. Unidad de Investigación en Emergencia y Desastre. Universidad de Oviedo. Prehospital Emergency Care (ed. Esp), 2011;4:1.

22. SAMU-Asturias. Procedimientos de actuación del SAMU Asturias para la asistencia en catástrofes y accidentes de múltiples víctimas. Servicio de Salud del Principado de Asturias; 2006.

23. Huerta Zarabozo G., Miguelez Morán K., Ramos Natal A. Descripción de bases de datos de riesgo y desastres existentes en el mundo. Curso de Especialista Universitario en Medicina de Urgencia y Emergencias 2010-2011. Universidad de Oviedo.

24.Cuartas Alvarez T.; Castro Delgado R. Incidentes de múltiples víctimas: atención prehospitalaria. En: Arcos González P., Castro Delgado R., directores. Manual de Medicina de Urgencia y Emergencia. 1º edición. Oviedo. Servicio de publicaciones de la Universidad de Oviedo, 2009. Vol II. p:27-35.

25. Cuartas AlvarezT., Castro Delgado R. Triage prehospitalario en incidentes con múltiples víctimas. En: Arcos González P., Castro Delgado R., directores. Manual de Medicina de Urgencia y Emergencias. 1º Edición. Oviedo. Servicio de publicaciones de la Universidad de Oviedo, 2009.p.28-45.

26. Oscar C, Alfredo S, Cristina H, Nuria M. Actuación ante Incidentes de múltiples victimas y catástrofes. Incidentes NBQR. Rescate sanitario. Manual de enfermería 112;7: 22-38.

27. Rodríguez-Borrajo S, et al. Conocimientos de las enfermeras de hospitalización del plan de atención a las situaciones de amenaza vital inmediata. Enferm. Clin. 2008;18(4):190-6.

XI.ANEXOS

Anexo i. Hoja de cuestionarios de las variables sociodemograficas a estudio

Pedimos su colaboración para llevar a cabo un estudio de investigación, cuyos objetivos son **"EVALUACIÓN DE CONOCIMIENTO DEL PERSONAL DE ENFERMERÍA DEL SERVICIO DE URGENCIAS SOBRE EL TRIAGE EN INCIDENTES DE MULTIPLES VICTIMAS"**. Para ello utilizaremos una serie de cuestionarios nos gustaría contar con su colaboración. Muchas gracias.

HOJA DE REGISTRO DE DATOS

CÓDIGO

1.-TIPO DE CONTRATO

ᴺᴀ Plaza en propiedad ᴺᴀ Interinidad

ᴺᴀ Eventual

2.-TURNO DE TRABAJO*

ᴺᴀ M   ᴺᴀ T   ᴺᴀ M/T   ᴺᴀ M/T/N

ᴺᴀ Otro

3.-EXPERIENCIA PROFESIONAL

_____ Años _____ Meses

4.-ANTIGÜEDAD EN EL SERVICIO

_____ Años _____ Meses

5.-SEXO

ᴺᴀ Mujer   Hombre

6.-EDAD_____ Años

Anexo ii. Hoja de cuestionarios de las variables a estudio

Pedimos su colaboración para llevar a cabo un estudio de investigación, cuyos objetivos son **"EVALUACIÓN DE CONOCIMIENTO DEL PERSONAL DE ENFERMERÍA DEL SERVICIO DE URGENCIAS SOBRE EL TRIAGE EN INCIDENTES DE MULTIPLES VICTIMAS"**. Para ello utilizaremos una serie de cuestionarios nos gustaría contar con su colaboración. Muchas gracias.

Marque con una **X** donde corresponda, teniendo en cuenta que: 1 (**no** estoy de acuerdo en absoluto) y **5** (estoy **de acuerdo totalmente**)

	1	2	3	4	5
1. He recibido formación en relación a una correcta categorización y clasificación de heridos.					
2. Conozco el sistema de triaje en incidente de multiples victimas (IMVs) que se expresa internacionalmente mediante un código de colores.					
3. He recibido formación en relación al triaje hospitalario y extrahospitalario en IMVs.					
4. Tengo formación en relación a los Incidentes de múltiples victimas.					
5. Considero que poseo conocimientos y habilidades necesarias para actuar de manera adecuada en caso de un IMVs.					
6. Tengo las habilidades necesarias para realizar una correcta asistencia sanitaria distribuyendo los recursos disponibles.					
7. Conozco el sistema de triage en IMVs que se aplica en el sistema de triage manchester					
8. Considero adecuado el sistema de triage en IMVs que se aplica en el sistema de triage manchester					
9. Estoy de acuerdo en que todos los pacientes que caminan deben ser clasificadosinicialmente como leves (verdes)a su llegada al servicio de urgencias hospitalatio.					
10. Conozco el modelo extrahospitalario de triaje avanzado (META).					
11. Considero que poseo los conocimientos necesarios para la aplicación META.					
12.Tengo habilidades para realizar el triaje en IMVs en las aéreas asistenciales basadas en el META					
13.Conozco las cuatro fases o pasos en los que se basa META					
14.Conozco el plan de emergencias sanitario					
15. Creo que podría desempeñar una función de liderazgo ante un IMVs.					

16. Me siento capaz de realizar una clasificación correcta de los heridos.					
17. Podría realizar una correcta distribución de los recursos disponibles.					
18. Considero que puedo realizar una correcta asistencia con los recursos limitados.					
19. Prolongaría mi jornada laboral sin límite ante un IMVs.					
20. Me preocupa no realizar una correcta clasificación inicial de los heridos.					
21. Conseguiría mantener la calma en un IMVs					
22. Me considero capaz para poder participar de forma activa en el triaje en IMVs.					

www.ingramcontent.com/pod-product-compliance
Lightning Source LLC
Chambersburg PA
CBHW070257300526
45791CB00022B/1504